CONTRIBUTION A L'ÉTUDE

DU

DÉLIRE DANS LA PARALYSIE GÉNÉRALE

CHEZ LES SYPHILITIQUES

PAR LE

Dr Ch. PÉRIÈS

INTERNE A L'ASILE D'ALIÉNÉS DE MONTAUBAN

TOULOUSE

IMPRIMERIE SAINT-CYPRIEN

ALLÉES DE GARONNE, 27

—

1896

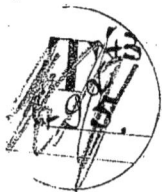

CONTRIBUTION A L'ÉTUDE

DU

DÉLIRE DANS LA PARALYSIE GÉNÉRALE

CHEZ LES SYPHILITIQUES

CONTRIBUTION A L'ÉTUDE

DU

DÉLIRE DANS LA PARALYSIE GÉNÉRALE

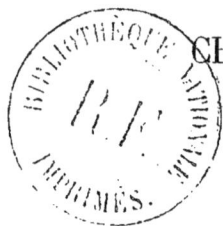

CHEZ LES SYPHILITIQUES

PAR LE

Dr Ch. PÉRIÈS

INTERNE A L'ASILE D'ALIÉNÉS DE MONTAUBAN

TOULOUSE

IMPRIMERIE · SAINT-CYPRIEN

ALLÉES DE GARONNE, 27

—

1896

INTRODUCTION

Depuis que Bayle, en 1822, dans sa thèse inaugurale, fit de la paralysie générale une entité morbide spéciale, depuis surtout les remarquables travaux de Baillarger, la paralysie générale est une affection dont l'étude clinique n'est plus à faire. Mais, malgré les savantes recherches de Zambaco, 1862, de Lancereau, 1873, de Julius Mickle, 1877, et principalement les travaux de M. le professeur Fournier, il est une question dont la solution n'est point encore définitivement tranchée, celle des rapports de la syphilis et de la paralysie générale.

Dans la séance de l'Académie de Médecine du 30 octobre 1894, l'éminent professeur de Saint-Louis a donné l'exposé complet de sa doctrine sur cette question. Pour le savant syphiligraphe, le problème a été, jusqu'à nos jours, très mal posé, et sa solution complète ne sera acquise, dit-il, « que par l'union des forces diverses et le syndicat des compétences spéciales associées ». D'après

lui, quatre questions s'imposent : Les trois premières sont
du ressort de la clinique et de l'anatomie. Quant à la
quatrième : « La paralysie générale vraie qui dépend de
la syphilis, diffère-t-elle par quelques caractères spé-
ciaux, de la paralysie générale indépendante de la syphilis ». M. Fournier en demande la solution aux aliénistes
et non aux syphiligraphes ; à chacun son métier, dit-il.

Il ne nous est jamais venu à la pensée de tenter de
répondre à l'appel de M. le professeur Fournier ; nos
vues sont beaucoup plus modestes. Nous n'avons pas la
prétention de chercher à démontrer s'il existe ou non
une paralysie générale de nature syphilitique. Nous ne
voulons pas dans ce travail établir la différence de ces
termes : syphilis cérébrale, pseudo-paralysie générale
syphilitique et paralysie générale vraie syphilitique ou
non ; mener à bien cette étude serait au-dessus de nos
forces. Nous voulons simplement faire œuvre de clini-
cien et, étant donné un malade qui se présente à nous
avec des symptômes de paralysie générale, étudier surtout son délire et, d'après la nature des idées qu'il émet,
dire si le facteur syphilis intervient ou non dans son affection.

C'est à l'aide de quelques observations et de quelques
recherches bibliographiques, que nous tâcherons d'établir la forme du délire que nous croyons spécial aux
paralytiques généraux syphilitiques, délire que nous
avons souvent eu l'occasion de constater pendant le cours
de notre internat à l'asile d'aliénés de Montauban.

M. le docteur Meilhon, médecin en chef de l'asile, m'a

le premier suggéré l'idée de cette étude ; c'est lui qui m'a fait faire les premiers pas dans la clinique des maladies mentales et jamais il n'a cessé, depuis que j'ai l'honneur d'être son interne, d'entourer mes études médicales d'une bienveillante sollicitude. Ce n'est pas seulement un maître expérimenté, mais aussi un ami dévoué que j'ai trouvé en lui ; ni ses conseils, ni son labeur ne m'ont jamais été épargnés ; et il a bien voulu guider ma plume inhabile dans l'exécution de ce travail. Qu'il me soit permis de lui adresser ici, avec tous mes remerciements, l'expression respectueuse de ma profonde reconnaissance.

Plus que personne aussi, mon oncle et ami le docteur Léon Rolland a droit à mon entière gratitude : à son affection toute paternelle, jamais démentie, à ses droits conseils, je dois d'avoir triomphé des obstacles rencontrés sous mes pas. Ce m'est un devoir très doux que de l'assurer, entre tous, de ma plus vive reconnaissance et de ma filiale affection.

M. le professeur Mossé a bien voulu accepter la présidence de ma thèse ; je le prie de vouloir bien agréer mes sincères remerciements pour l'honneur qu'il m'a fait.

Je ferais preuve d'ingratitude en ne parlant pas de mes maîtres de la Faculté de Lyon. C'est à leurs intéressantes leçons et à leurs conseils expérimentés, que je dois la plus grande partie de ce que j'ai appris ; j'ai contracté envers eux une dette de reconnaissance ; je n'aurai garde de l'oublier et je serai toujours heureux s'ils veulent bien me permettre de me dire leur élève.

Enfin, mes maîtres de la Faculté de Toulouse m'ont

toujours fait le plus bienveillant accueil ; c'est pour moi
un devoir que de les assurer ici de ma respectueuse gratitude.

Notre travail sera divisé en plusieurs parties. Nous
commencerons par un rapide historique de la question,
dans lequel nous rechercherons : Quels sont les auteurs
qui ont envisagé la question du délire chez les paralyti-
tiques généraux, et cela, suivant qu'on fait intervenir ou
non la syphilis.

En second lieu, nous citerons quelques observations
de paralysie générale syphilitique, dans lesquelles les
auteurs, sans insister sur la nature du délire chez leurs
malades, l'ont cependant signalée, et nous essayerons de
chercher si nous pouvons tirer de cette nature même de
délire, un argument en faveur de la question qui nous
intéresse.

Puis, nous exposerons quelques faits personnels qui
nous ont permis de nous faire une opinion sur le sujet.

Nous en déduirons ensuite les conséquences que nous
croyons possible d'en tirer pour le diagnostic différentiel
entre la paralysie générale qui dépend de la syphilis et
celle qui, croyons nous, en est indépendante.

Enfin, nous exposerons nos conclusions.

CONTRIBUTION A L'ÉTUDE

DU

DÉLIRE DANS LA PARALYSIE GÉNÉRALE

CHEZ LES SYPHILITIQUES

CHAPITRE PREMIER

Historique.

Tous les auteurs ont étudié les différentes formes de délire dans la paralysie générale ; mais les uns ont négligé d'envisager la question qui nous intéresse, les autres se divisent en deux catégories : ceux qui n'ont trouvé aucune différence dans la nature des conceptions délirantes, et ceux, au contraire, qui ont cru reconnaître que la similitude n'était pas complète, soit qu'on envisage l'intensité du délire, sa forme, sa nature, son évolution et sa durée.

Nous ne dirons rien des auteurs qui n'ont point envisagé la question sous le même jour que nous, la paralysie générale étant, à l'heure actuelle, un des sujets les mieux étudiés en médecine mentale ; cela nous entraînerait trop loin et serait sans grand intérêt au point de vue que nous envisageons.

Nous nous occuperons tout d'abord des auteurs qui ne reconnaissent pas de différence entre la paralysie générale syphilitique ou non, et nous résumerons très brièvement leurs appréciations.

Pour M. Ach. Foville fils, les tumeurs multiples du cerveau, celles surtout de nature syphilitique, peuvent s'accompagner de symptômes intellectuels identiques à ceux de la paralysie générale, si bien que souvent le diagnostic différentiel n'est possible qu'à l'aide de la connaissance des antécédents.

M. G. Homolle estime que l'absence de délire ambitieux ne paraît pas avoir une signification bien certaine dans la folie d'origine spécifique, bien que, dans certaines observations, on trouve nettement indiquée la présence de ce symptôme.

De même, Th. Ziehm (1) prétend que la syphilis prédispose à la paralysie générale, mais ne la marque d'aucun signe particulier.

Pour M. Goldstein (2), il n'existe aucune différence clinique entre la paralysie générale qui succède à la syphilis et celle qui se produit sans qu'il y ait eu préalablement syphilis.

Dietz (3) affirme que la paralysie générale syphilitique ne présente pas de forme clinique particulière.

M. Christian, dans sa communication au congrès international de médecine mentale (séance du 9 août 1889), déclare que, cliniquement, il n'existe pas de paralysie gé--

(1) Th. Ziehm, *Neuroll. centralb.*, 1887.
(2) Goldstein, *All. Zeitsch. f. Psychiat,* XLII, 2.
(3) Dietz, *id.*, XLIII, 3.

nérale syphilitique. Du reste, pour le savant médecin de Charenton, la paralysie générale ne serait jamais de nature syphilitique.

M. Charpentier, au congrès de Rouen (séance du 5 août 1890), émet l'opinion que la vraie paralysie générale syphilitique qui, du reste, serait fort rare, ne se distingue guère de la paralysie générale ordinaire.

Le professeur Joffroy, au congrès de Blois (séance du 5 août 1892), déclare lui-même que la syphilis n'a aucune influence sur la forme de la paralysie générale ; pour lui, la syphilis n'interviendrait que comme cause prédisposante.

Dans son livre de l'*Aliénation mentale syphilitique*, M. le professeur Mairet ne distingue aucun caractère spécial dans la paralysie générale syphilitique, qu'il récuse, du reste, pour n'admettre que la syphilis cérébrale.

M. Magnan partage cet avis ; pour lui, il n'y a pas de paralysie générale syphilitique ; la paralysie générale est une, quel que soit le facteur qui l'engendre.

M. Régis ne voit aucune différence clinique entre la pseudo-paralysie générale spécifique et la vraie paralysie générale. Il admet cependant que, dans quelques cas, elles se distinguent l'une de l'autre, mais c'est seulement au point de vue de la marche et du pronostic : Marche progressive et pronostic fatal pour la paralysie générale vraie ; marche regressive et curabilité possible pour la pseudo-paralysie générale syphilitique.

Passons maintenant en revue les auteurs qui ont signalé une différence dans le délire de la paralysie générale, différence permettant d'établir s'il s'agit d'une affection syphilitique ou non. N'ayant pu nous procurer tous les traités et tous les mémoires que nous eussions désiré con-

sulter, nos recherches ne sont peut-être pas très complètes ; cependant, des différents ouvrages qu'il nous a été
permis de compulser et de ceux dont nous allons résumer
en quelques lignes les parties relatives à la question, il
nous a été possible de déduire qu'en France surtout on ne
s'est guère occupé que récemment de ce problème. De plus,
nous avons remarqué qu'en général les diverses opinions
émises par les auteurs que nous citons ne l'ont été, du
moins pour la plupart, que d'une façon incidente ; ces cli-
niciens semblent, nous le répétons, s'être préoccupé fort
peu, du moins jusqu'à ces dernières années, de la question
qui nous intéresse.

C'est ainsi que Marcé, tout en admettant sous réserve
l'influence étiologique de la syphilis dans la paralysie générale, prétend que dans les cas de mort où l'autopsie
montre des lésions de paralysie générale, on peut invoquer une simple coïncidence entre les symptômes observés
et les antécédents syphilitiques, et que, dans le cas où le
traitement spécifique a donné des résultats, il croit plus
volontiers à une paralysie généralisée d'origine syphilitique qu'à une folie paralytique réelle ; il ajoute, et c'est là
le point intéressant pour nous : que, s'il émet cette opinion,
c'est parce que les malades présentent de l'embarras de la
parole, de l'incertitude dans la marche, de l'affaiblissement
intellectuel, mais jamais à proprement parler de délire et
surtout de délire ambitieux.

C'est surtout M. Fournier (1) qui, en créant la pseudo-
paralysie générale syphilitique et en cherchant à la diffé-

(1) Fournier, *Syphilis du cerveau* 1879.

rencier de la paralysie générale vraie, a mis en lumière la question. Nous nous arrêterons un peu plus longuement sur l'opinion émise par l'éminent professeur : Dans la forme céphalique, il n'est pas rare, dit-il, de voir apparaître certaines formes de délire éphémère, soit un délire tranquille et surtout un délire d'action, soit un délire furieux avec hallucinations, violences, et tentatives de suicide ou d'homicide. Dans la forme mentale, les troubles les plus communs sont des symptômes d'évolution lente et de forme dépressive, constituant une sorte d'affaiblissement graduel de l'intelligence, de dépression mentale, d'hébétude progressive ; quelquefois même le délire se systématise pour affecter la forme lypémaniaque, mélancolique ou hypochondriaque, caractérisée par des idées délirantes de nature triste avec dépression générale intellectuelle et physique ; quelquefois le type affecte la forme d'excitation cérébrale sans délire. Mais tous ces troubles intellectuels de cause syphilitique ne comporteraient pour M. Fournier aucun caractère particulier de nature à révéler leur origine. Quant à la pseudo-paralysie générale d'origine syphilitique, l'auteur déclare hautement que le délire de vanité ou de grandeur y est tout à fait exceptionnel : « sinon toujours, du moins presque toujours, le délire de la syphilis est absolument exempt de divagations ambitieuses propres à la paralysie générale. » Et il en déduit que ce qu'on appelle la paralysie générale syphilitique n'est pas la paralysie générale vulgaire ; c'est une pseudo-paralysie générale syphilitique.

L'opinion de M. Fournier (1) n'est plus tout à fait la

---

(1) Fournier, *Les affections parasyphilitiques*, 1894.

même aujourd'hui ; il admet bien toujours les cas où la syphilis cérébrale provoque les symptômes de la paralysie générale, ce qu'il appelle les pseudo-paralysies générales syphilitiques ; mais il admet aussi que la paralysie générale vraie dérive souvent de la syphilis, et pour lui c'est une affection non pas de nature syphilitique, mais seulement de provenance, d'origine syphilitique, « une affection para-syphilitique ».

Julius Mickle ne croit pas à l'identité de la syphilis céré-brale et de la paralysie générale, et il signale comme spé-cial à la syphilis cérébrale dans ses formes mentales l'existence habituelle de délire hypochondriaque au début, la rareté des délires exaltés, l'irrégularité de l'évolution.

La même année, le Dr Henry, M. Hurd (1), directeur de l'asile Eastern Michigan Pontiac, étudiant les rapports de la paralysie générale et de la folie syphilitique, classe, parmi les symptômes qui permettent de prouver la nature spécifique de la maladie, les idées de grandeur, qui pour lui seraient moins extravagantes et moins persistantes que dans la forme essentielle, et parfois aussi des idées de crainte et de persécution.

En 1888, M. Mendel fait à la société psychiatrique de Berlin (séance du 14 décembre) une communication dans laquelle il signale que les cas se multiplient de paralysie générale greffée sur la syphilis, et que, dans ces conditions, le délire revêt la forme mélancolique avec durée relative-ment longue de la maladie.

A la même époque, dans un mémoire « sur les rapports de la paralysie générale et de la syphilis » présenté à l'Aca-

---

(1) Hurd, *American. Journal of. Insanity*, juillet 1886.

démie de Médecine (concours du prix Falret 1888),
mémoire paru l'année suivante sous le titre : *Syphilis et
Paralysie générale*, MM. Morel-Lavallée et Bellières
bravant les critiques les plus violentes et les oppositions
les plus systématisées, ont osé soutenir qu'il existait un
rapport étiologique entre la paralysie générale et la syphilis ; ils déclarent que la syphilis peut, à un moment donné,
offrir le masque de la paralysie générale, jusqu'à lui ressembler parfois d'une façon complète ; et cependant l'assi-
milation n'est pas possible. Pour eux, il y a une relation
certaine entre la syphilis et la paralysie générale; quant
à établir les caractères différentiels de la paralysie générale qui dérive de la syphilis de celle qui lui est étrangère,
ils ne font que poser la question, bien qu'ils eussent pu,
comme nous le verrons dans un chapitre suivant, la résoudre en partie en s'appuyant sur la nature même du délire
qu'ils ont cependant signalé. Ces deux auteurs admettent
des folies syphilitiques, des pseudo-paralysies générales
syphilitiques et des paralysies générales vraies d'origine
syphilitique. Nous ne nous occuperons pas des premières
pour ne pas sortir de notre sujet; quant aux secondes,
MM. Morel-Lavallée et Bellières, bien qu'avec une statistique
contradictoire, reconnaissent que le délire dépressif est le
plus fréquemment observé. Pour les dernières, bien qu'ils
n'émettent aucune affirmation très précise pour établir
leur diagnostic d'avec la paralysie générale sans syphilis,
l'étude comparative des symptômes fournirait les résultats
suivants : chez tel malade le délire des grandeurs est
moins accusé, les idées moins dissociées : syphilis probable ;
l'activité intellectuelle est moins grande, l'idéation ralen-
tie, la tristesse est la note dominante : syphilis probable.

Ces conclusions sont bien en rapport avec les idées que nous cherchons à établir.

M. Mesnet, rapporteur de la commission chargée par l'Académie de Médecine d'examiner les cinq travaux présentés pour le concours du prix Falret, accueille beaucoup plus favorablement le cinquième mémoire. L'auteur, M. Regnier (1), cherche à établir que nul rapport, nul lien n'unissent la syphilis et la paralysie générale ; le plus souvent, dit-il, la syphilis, après quelques prodromes, ou après une attaque épileptiforme, arrive au délire avec excitation cérébrale, mais bien mieux avec dépression intellectuelle, embarras de la parole, inégalité pupillaire, aux quels se joignent des paralysies variées, accidents exceptionnels dans la paralysie générale.

Avant de terminer, M. Mesnet donne lui-même son avis et fait le diagnostic différentiel entre un paralytique général et un syphilitique. Pour lui, le syphilitique n'a jamais l'activité cérébrale du paralytique délirant ; ses idées vaniteuses ne s'élèvent pas au même diapason ; il est plutôt engourdi qu'excité, et, si l'on fait appel à sa raison, on constate qu'elle est moins complètement disparue que celle du paralytique. En résumé, le rapporteur ne dit pas que le syphilitique n'ait pas les mêmes idées délirantes que le paralytique général, mais, ce qu'il l'établit, c'est que ses conceptions sont moins accusées, et surtout que le cachet de la démence est chez lui moins marqué.

Dans un intéressant mémoire, M. le docteur Camuset (2),

(1) Regnier, *Bull. de l'Académie de Médecine*, 1888, p. 662.

(2) Camuset, *Note sur la paralysie générale d'origine syphilitique*; in *ann. medico psych.*, janv. 1891.

après une étude rapide de la syphilis dans l'étiologie de la paralysie générale, se pose la question suivante qu'il résout par l'affirmative : « Quand la syphilis précède de peu le début de la paralysie générale, et qu'on est naturellement porté à lui attribuer une influence étiologique réelle, la paralysie générale se distinguerait-elle par quelques caractères tranchés. » A l'appui de sa thèse, l'auteur cite alors en les commentant, dix observations sur lesquelles nous reviendrons plus loin ; il en déduit que, même en s'en tenant aux seuls cas relatés par lui, on ne peut pas ne pas « admettre la corrélation qu'il cherche à établir : d'une part, la syphilis, d'autre part la paralysie générale, avec une marche particulièrement lente, une durée plus longue » ; c'est là le caractère principal, auquel viennent s'ajouter d'autres particularités moins constantes cependant, entre autres la forme démentielle pure ou la forme mélancolique plutôt que la forme expansive.

MM. G. Ballet et P. Bloq ne voient dans la pseudo-paralysie générale syphilitique qu'un cas complexe de syphilis ; mais, disent-ils, dans cette forme de folie paralytique, le délire des grandeurs est léger quand il existe.

M. H. Lamy, dans son article sur la syphilis cérébrale, prétend que c'est bien plus dans les troubles somatiques que dans les désordres mentaux qu'il faut chercher les éléments de diagnostic différentiel de la paralysie générale d'avec la syphilis cérébrale ; il n'émet aucun doute sur l'existence d'idées de grandeur et de satisfaction au cours de la pseudo-paralysie générale syphilitique, mais il reconnaît qu'elles y sont moins fréquentes, le plus souvent passagères, et qu'elles alternent avec d'autres modes de délire.

Enfin, au cinquante et unième congrès de la société psy-

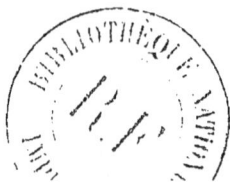

chiatrique de la province du Rhin (session de Bonn juin 1893),
M. Œbeke conclut de ses observations que la mélancolie et
la démence paraissent appartenir à la paralysie générale
syphilitique; il ajoute que la paralysie générale dūrerait
plus longtemps chez les syphilitiques.

CHAPITRE II

Des nombreuses observations publiées dans les ouvrages que nous avons consultés, il nous a paru résulter que la nature des conceptions délirantes n'avait peut-être pas suffisamment attiré l'attention des auteurs ; et, sans idées préconçues, nous avons cherché à la dégager nous mêmes des nombreux symptômes que nous avons trouvés signalés dans ces observations.

M. Fournier, dans son Traité de la syphilis du cerveau, cite avec beaucoup de détails l'observation d'un malade atteint de syphilis depuis 9 à 10 ans, qui commence par éprouver de violents accès d'épilepsie convulsive, en même temps que des exostoses multiples se manifestent sur le crâne. L'iodure de potassium fait disparaître ces accidents ; mais, le traitement ayant été abandonné, des troubles intellectuels se manifestent sous forme d'excitation incohérente et d'hébétude tout à la fois. On constate cependant dans les récits du malade un certain fonds de vérité et de cohérence. Somme toute, pas de délire à proprement parler, pas de conceptions délirantes spéciales, et jamais d'idées ambitieuses. D'autres observations de même nature sont relatées en très grand nombre dans cet ouvrage, ce qui permet à M. le professeur Fournier de déclarer que, dans la pseudo-paralysie générale syphilitique, le délire des grandeurs est tout à fait exceptionnel.

Le compte rendu de la Société médico-psychologique (séance du 30 juillet 1888) relate la communication de M. Charpentier au sujet d'une femme atteinte de paralysie générale syphilitique, et nous remarquons encore que le délire signalé se réduit à de la sensiblerie, à de la confusion dans les idées, de l'incohérence, mais que le jugement et la portée intellectuelle ne sont pas obstruées; c'est même pour cela que M. Magnan conteste le diagnostic de paralysie générale.

M. Régis (1), relatant une observation de paralysie générale prématurée, dans laquelle il insiste pour faire remarquer que la syphilis intervient dans l'étiologie, nous décrit un délire mélancolique très net chez son malade; nous n'insisterons pas sur cette observation.

Dans un de ses articles sur la paralysie générale, A. Urguhart (2) relate deux observations de malades syphilitiques simulant à s'y méprendre la maladie de Bayle, malgré, dit-il, l'absence des allures d'expansion et de satisfaction.

Déjà Julius Mickle (3), étudiant les rapports de l'aliénation mentale et de la syphilis, citait dans la dernière partie de son mémoire trois observations dans lesquelles

---

(1) Régis, *Encephale,* 1885, p. 578.

(2) Urguhart, *The journal of. Ment. Scien.,* janv. 1887.

(3) Mickle, *L'aliénation mentale dans ses rapports avec la syphilis, in The journal of. Ment. Scien.,* janv. 1880.

il s'agit de délire mélancolique accompagné pour les deux dernières de lésions paralytiques vérifiées à l'autopsie.

Le travail de MM. Morel, Lavallée et Bellières nous arrêtera plus longtemps ; ces auteurs ont divisé leurs observations en deux catégories, les unes relatives à la pseudo-paralysie générale syphilitique, les autres ayant trait uniquement à la paralysie générale vraie d'origine syphilitique. — Vingt-huit observations concernent la pseudo-paralysie générale syphilitique ; nous y trouvons les idées de grandeur relatées seulement sept fois, et, sur ces sept observations, les auteurs reconnaissent en avoir emprunté cinq à la thèse de M. Vernet et les avoir classées sous la rubrique pseudo-paralysie générale, à cause du peu de détails qu'elles contiennent et de leur peu d'importance. Ce procédé nous paraît s'éloigner par trop de la vraie discussion clinique, si bien que, si nous voulions user de rigorisme scientifique, il nous serait possible, négligeant ces cinq observations, de ne tenir pour bien établies que les deux autres, parmi lesquelles la première compte une guérison et la seconde une association d'idées de grandeur et d'idées mélancoliques. Neuf fois, au contraire, nous trouvons dans ces vingt-huit observations des idées mélancoliques nettement caractérisées, auxquelles il serait peut-être permis d'ajouter l'observation déjà citée, concernant l'association de ces idées avec celles de grandeur. Six fois les malades ne présentèrent pas de délire, et six fois enfin on n'observait que de l'abaissement intellectuel. En somme, sur ces vingt-huit observations, c'est tout au plus si, sept fois, nous trouvons relatées des idées de grandeur. On voit déjà combien nous sommes loin de la paralysie générale de Bayle, dans laquelle les idées de grandeur sont comme un symptôme pathognomonique de cette affection. — Quant aux trente-sept observations de paralysie générale vraie, d'origine syphilitique, nous y trouvons les idées de grandeur deux fois relatées, sept fois de la mélancolie et vingt fois de l'abaissement intellectuel simple ou l'absence de délire. Quels sont dans nos asiles les trente-sept paralytiques généraux vrais s'offrant à nous sous cet aspect? C'est là un fait d'observation digne d'être noté, parce qu'il semble aller à l'encontre de l'essence même de la paralysie générale.

M. le docteur Vernet, dans sa thèse inaugurale, affirme l'existence d'une paralysie générale d'origine syphilitique, identique, au point de vue symptômatologique, à la paralysie générale progressive, et il présente à l'appui de son opinion quinze observations dans lesquelles ne manque jamais le délire des grandeurs. — Sa thèse ne saurait être soutenue avec des arguments plus probants, et, s'il s'agit de la paralysie générale type, celle de Bayle et de Calmeil, elle est un argument de plus en faveur de notre opinion. Nous dirons seulement à M. Vernet, que dans les cas cités par lui, la syphilis coexiste avec la paralysie générale, comme pourrait coexister avec cette dernière toute autre affection, l'hystérie par exemple, sans imprimer une physionomie spéciale à la symptômatologie de l'affection.

Mais le mémoire le plus documenté est peut-être celui du docteur Camuset, directeur de l'asile de Bonneval. Des dix observations citées dans ce travail, l'auteur conclut, comme nous l'avons déjà dit, qu'il y a corrélation entre la syphilis et la paralysie générale, et que cette corrélation se traduit par les caractères suivants : marche particulièrement lente de l'affection avec durée plus longue, fréquence et durée des rémissions, forme démentielle pure ou forme mélancolique, plutôt que forme expansive. Si nous insistons plus particulièrement sur ce travail, c'est que l'auteur n'a qu'incidemment traité la nature du délire et a voulu surtout établir la longue durée de la paralysie générale dans la syphilis. Ainsi du moins on ne nous accusera pas d'avoir choisi des observations pour notre cause. Or, dans les dix cas cités par le docteur Camuset, cinq fois nous relevons des idées mélancoliques, une fois des alternatives d'optimisme et de dépression mélancolique, trois fois l'absence de délire et une fois seulement des idées de grandeur caractérisées.

Nous citerons encore trois observations de paralysie générale rapportées par P. Naeck (1) et qui sont caractérisées par des accès répétés de stupeur avec tension du système musculaire (catatonie) survenant en dehors des ictus apoplectiformes. Deux des malades étaient des filles publiques, la troisième avait fait des excès sexuels. La première, dit l'auteur, était certainement syphilitique, la deuxième l'était probablement et il ne serait pas impossible que la troisième le fût également.

Dans son étude sur la syphilis du système nerveux, le professeur Raymond (2) cite cinq observations à l'appui de son opinion sur la nature le plus souvent syphilitique de la paralysie générale. Dans la première, le malade ne présentait ni délire ambitieux, ni délire mélancolique. Il en est de même dans la deuxième, bien que cependant,

(1) Naeck, *All. Zectsch. f. Psychrat*, XLIX, 1, 2.
(2) Raymond, *Contribution à l'étude de la syphilis du système nerveux*, in *Archives de Neurol.*, janv. 1894.

trois jours avant la mort, c'est-à-dire treize mois après les premiers symptômes psychiques, le malade ait manifesté un accès violent de délire mégalomaniaque. Le troisième malade, manifestement alcoolique, ne présentait aucun trouble psychique, malgré trois ictus suivis d'aphasie transitoire. Dans l'observation IV, l'intelligence est un peu affaissée; le malade s'émeut de tout, il a les pleurs faciles, mais on ne trouve chez lui aucune trace de délire. Dans l'observation V, l'aspect du malade est légèrement démentiel, le masque facial comme immobile, pourtant l'intelligence semble être intacte, quoique un peu déprimée. Il est remarquable que dans ces cinq observations du savant professeur nous ne voyons pas une seule fois le délire des grandeurs intervenir; car il est possible de négliger l'accès mégalomaniaque survenu chez le deuxième malade trois jours seulement avant la mort. Et c'est sur des observations de cette nature que M. Raymond affirme que la paralysie générale est cinq fois sur dix syphilitique. Ne pourrait-on pas dire, en s'appuyant sur les arguments qu'il apporte, que là où la syphilis produit la paralysie générale, là n'éclate pas le délire des grandeurs?

Nous nous arrêterons ici dans notre étude des observations apportées par les divers auteurs; nous pourrions en relater encore bien d'autres en fouillant un peu dans la littérature médicale; mais les 101 observations que nous venons de résumer brièvement, en y ajoutant quelques commentaires, nous semblent suffisantes pour arriver à nous faire une opinion sur le sujet qui nous intéresse et servir en quelque sorte de preuve à l'idée que nous avons émise.

CHAPITRE III

Ce n'est pas seulement par la lecture des observations que nous avons rencontrées dans la littérature médicale qu'est née dans notre esprit cette conviction : qu'une différence symptômatique sépare la paralysie générale des aliénistes de la paralysie générale d'origine syphilitique, c'est aussi par les observations que nous avons prises en grande partie nous-mêmes dans le service de M. le docteur Meilhon. Ces dernières feront l'objet du présent chapitre.

OBSERVATION I

Paralysie générale. — Syphilis ancienne. — Idées mélancoliques et de persécution.

Paul D..., quarante-quatre ans, négociant, entré à l'asile de Montauban en janvier 1895.

Pas d'antécédents nerveux : nombreux frères, tous bien portants, marié depuis plusieurs années, sans enfants. N'a jamais eu de maladies graves. Syphilis contractée au régiment,et qui, bien que n'ayant pas été soignée, n'a jamais incommodé le malade. Il y a trois mois seulement, changement de caractère, pleurait, se lamentait, ne pouvait plus s'occuper de son commerce, accusait des idées de persécution, prétendait que sa femme voulait l'empoisonner, se levait la nuit dans un état de violente excitation et menaçait de mort son entourage.

On l'emmène à l'asile ; le diagnostic de paralysie générale est porté dès son entrée. Pas de paralysies oculaires, pas de céphalée. Embarras de la parole, tremblement fibrillaire de la langue, inégalité pupillaire très marquée, démarche incertaine, frémissement musculaire généralisé. Délire à forme hypochondriaque. Il a conscience de la gravité de son état. Se rend compte des changements survenus en lui et en est très affecté. Sa santé le préoccupe par dessus tout, et il se plaint très amèrement des persécutions dont il est l'objet dans sa famille. Rien au cœur, rien au poumon. Le lendemain de son entrée et les jours suivants, mêmes idées hypochondriaques et de persécution, mêmes préoccupations relatives à sa santé dont l'altération ne lui échappe pas. — Il n'est pas fou et il demande à sortir. Si on l'a enfermé, c'est dans le but de se débarrasser de lui. — Depuis quelque temps, du reste, il n'était plus le maître de la maison ; son beau-frère et sa belle-mère, pour s'emparer de son magasin, l'ont fait enfermer, après avoir en vain, de connivence avec sa femme, cherché à l'empoisonner. — Pas la moindre trace d'idées de grandeur, de richesse, ou même de simple satisfaction. Bien au contraire, le malade continue à se lamenter sur son triste sort, passe des nuits sans sommeil, dans un état de profonde tristesse. — Trois jours après son entrée, survient une période d'excitation ; le malade ne peut rester en place, il nous poursuit de ses lamentations, se montre indocile et même violent, refuse de manger de peur d'absorber du poison et doit être alimenté à la sonde. Il finit par nous avouer, non sans peine, qu'il a contracté la syphilis au régiment ; mais à peine nous a-t-il fait cette déclaration, qu'il se récuse aussitôt pour la renouveler ensuite sur l'assurance que nous lui donnons qu'elle est très importante au point de vue du traitement. Cependant, cet aveu devient le point de départ d'une nouvelle série d'idées mélancoliques. Il se croit déshonoré à tout jamais par le fait de cette vérole qu'il a eu, dit-il, le plus grand tort de nous avouer après l'avoir dissimulée toute sa vie. Il a ainsi déshonoré sa famille; c'est une tache qui ne s'effacera jamais, et il en éprouve les plus cruels remords. Entre temps, nous instituons, sans retard, un traitement spécifique : frictions mercurielles et iodure de potassium. Mais la paralysie générale fait des progrès sensibles, l'embarras de la parole devient de plus en plus marqué, le désordre des actes plus manifeste, les insomnies plus rebelles et la dénutrition fait des progrès rapides. Le malade n'en conserve pas moins la conscience très nette de la gravité de son état. Il sait qu'il est perdu, que ce n'est plus qu'une question de jours, et il pleure amèrement sur son malheureux sort. Le 12 janvier, à la visite du matin, sa faiblesse est telle qu'il ne tient plus debout; couché à l'infirmerie, il nous dit lui-même qu'il sent sa fin prochaine, qu'il ne digère plus. Dans la nuit, il pousse un cri, se dresse sur son lit et meurt presque subitement entre les mains de l'infirmier couché à son côté. Autopsie refusée par la famille.

OBSERVATION II

Paralysie générale. — Syphilis ancienne. — Idées mélancoliques et de persécution. — Idées de suicide.

Alfred C..., quarante ans, négociant, entre à l'Asile de Montauban en juillet 1895.

Père ivrogne, pas d'autres antécédents. Marié depuis sept ans. A eu deux enfants : le premier, né à sept mois, n'a pas vécu; le second, venu à terme; il a seize mois à l'heure actuelle et se porte bien, au dire de la famille. Il y a huit ans, a contracté la

syphilis, qui a été soignée très attentivement par un de nos confrères.
— Depuis trois mois, le malade est devenu colère et emporté ; il ne
pouvait garder aucun domestique ; il croyait qu'on le volait, menaçait jusqu'à ses clients, dans lesquels il voyait des ennemis et n'avait
de respect que pour sa femme et son jeune enfant. Après une scène
de désespoir, pendant laquelle il faillit se jeter par la fenêtre, il est
enfermé à l'Asile.

Il entre, en juillet 1895, dans un état de violente agitation. Il
présente tous les signes de la paralysie générale : inégalité pupillaire, tremblement fibrillaire de la langue, des lèvres et des extrémités,
embarras de la parole, démarche tabétique ; pas de paralysies par-
tielles, ni des muscles de l'œil ; pas de céphalée, ni vertiges, ni
vomissements, conservation de la force musculaire. — Délire mélancolique et de persécution, il veut revenir chez lui ; ses employés
le volent et il veut les mettre tous à la porte ; ce sont eux qui l'ont
fait enfermer, parce qu'il est allé dénoncer leurs vols au commis-
saire de police. — Du reste, dit-il, il n'est pas fou, mais il comprend
bien qu'il est malade, et il va se retirer de son commerce pour se
reposer, ce qui est nécessaire à sa guérison, lui a dit son médecin.
Il a une petite aisance, quelques maisons qui sont bien louées, et il
retirera un bon prix de la vente de son magasin ; puis, sa femme qui
travaille de son côté, gagne aussi un peu d'argent. Tous ces renseignements que nous donne le malade ne sont nullement exagérés, et
il évalue même ses immeubles à leur juste valeur. Pas la moindre
idée de grandeur. Quand il raconte qu'il est bon ouvrier, qu'il a
beaucoup de travail et qu'il a économisé de l'argent, il y met, peut-
être, de la fatuité, mais non pas de l'orgueil. — Mélancolique et persé-
cuté, il se plaint d'être le plus malheureux des hommes, il pleure
sur le sort de sa femme et de son enfant qu'il ne reverra plus, et
parfois entre dans de violentes colères dans lesquelles il profère des
menaces de mort contre ses gardiens. — Il se reconnaît malade,
souffre de l'estomac, dit qu'il ne digère plus et attribue son état à
des excès de travail ; il se désespère, se lamente sur l'état de sa santé,
se préoccupe beaucoup de ce que vont devenir ses affaires pendant

son absence ; son commerce va péricliter, on sera obligé de fermer son magasin, etc. — Rien au cœur, rien au poumon. — Le traitement spécifique est institué, mais les phénomènes paralytiques s'accentuent, l'affaiblissement fait des progrès rapides ; des idées d'empoisonnement entrent en scène, qui engagent le malade à refuser les aliments. Il pleure, se désole, son enfant va mourir faute de soins ; il nous supplie de le guérir. - Ses forces s'affaiblissent de plus en plus ; il tombe très rapidement dans le marasme, et sa famille le retire de l'Asile pour lui permettre de finir ses jours au milieu d'elle. Sorti à cinq heures du soir, dans la nuit, il se montre violent, refuse de rester couché, effraye les personnes préposées à sa garde, et il est ramené à l'Asile le lendemain matin. Quelques heures après survient une attaque épileptiforme qui emporte le malade. — Autopsie refusée par la famille.

OBSERVATION III

Paralysie générale. — Syphilis récente. — Mélancolie. — Délire professionnel de nature alcoolique.

Charles L..., quarante-quatre ans, négociant, entré à l'asile de Montauban, en mai 1895.

Parents morts hémiplégiques à un âge avancé. Syphilis contractée en octobre précédent ; contamination de la femme du malade. Deux enfants de dix et huit ans bien portants, un enfant de trois mois avec accidents syphilitiques, tous accidents signalés par un de nos confrères.

Le malade entre à l'asile avec le diagnostic de paralysie générale syphilitique. Les accidents cérébraux remontent à un mois seulement. Embarras de la parole très caractérisé, tremblement fibrillaire de la langue et des lèvres, frémissement musculaire généralisé, démarche incertaine, myosis, excitation désordonnée, impossibilité de rester en place, délire professionnel prédominant. Pas de paralysies oculaires, ni vertiges, ni vomissements; pas d'idées de grandeur ou de richesse; parle au contraire de sa situation très embarrassée que vient compliquer encore sa maladie et demande à sortir de l'asile pour reprendre son commerce et venir ainsi en aide à sa femme et à ses enfants que la misère guette en son absence. Malgré l'institution à domicile du traitement spécifique dès le début des accidents cérébraux, l'affection a continué de progresser d'une manière très rapide. Le malade se rend compte de son état, de la difficulté qu'il éprouve pour s'exprimer, de son affaiblissement progressif; mais il continue à manifester du délire professionnel, sous l'influence probable d'un peu d'alcoolisme. — Des accidents bulbaires surviennent, la déglutition devient très pénible, et une paralysie bronchique vient encore aggraver la situation.— Cinq jours après son entrée, il est retiré par sa femme et meurt le lendemain dans son domicile. — Il est à remarquer que ce malade a toujours conservé la conscience nette de la gravité de son état; il avait peur de mourir, et, se sentant très malade, pleurait et se lamentait sur son sort.

OBSERVATION IV

Paralysie générale. — Syphilis ancienne. — Symptômes basedowiens. — Conscience relative de son état. — Hypochondrie. — Sensiblerie.

Fernand A..., négociant, entre à l'asile de Montauban en août 1895. — Père paralytique mais ayant toute sa raison ; mère goîtreuse exophtalmique; cousine internée à l'asile.

Il s'est marié à vingt-quatre ans; sa femme, après six mois de mariage, contaminée par son mari, présente des plaques muqueuses ; elle était enceinte, l'accouchement s'est fait normalement et l'enfant, qui a aujourd'hui vingt-trois ans, présente, dès son premier âge, une perforation de la voûte palatine. — Le malade avait, avant son mariage, mené une existence très désordonnée et fait quelques excès alcooliques ; mais depuis, il était devenu très rangé, dirigeait un commerce très important, voulait tout voir par lui-même et se surmenait. Après sept ans de mariage, survinrent des bourdonnements d'oreille très violents accompagnés de congestions du côté de la face ; ces accidents durent depuis quinze ans, sans intervention du traitement spécifique, le malade n'ayant jamais attribué aucune importance à sa syphilis. — Depuis cinq ans, crises d'angine de poitrine ; c'est, dit le malade, une névralgie partant du cou, gagnant les bras, et s'accompagnant d'angoisse respiratoire et, comme d'un sentiment de fin prochaine. — Depuis six mois, douleurs fulgurantes dans les bras et les jambes, douleurs à l'épigastre et, peut-être, crises gastriques. La mémoire devient infidèle, l'activité désordonnée ; il devient méchant, coléreux, processif, cherche à frapper toutes les personnes qui lui résistent, et on l'envoie à Bordeaux, dans un établissement hydrothérapique. Le diagnostic de paralysie générale est porté par d'éminents spécialistes ; mais le traitement spécifique n'est pas institué, comme inutile et, peut-être, dangereux. Le malade revient chez lui sans grande amélioration, il fait des scènes à sa famille, entre dans de violentes colères et, dans un accès d'emportement, frappe son fils d'un coup de couteau.

On l'emmène à l'asile où nous observons des symptômes très manifestes de paralysie générale. Embarras de la parole qui est hésitante, scandée, tremblement des lèvres au moment de l'émission des sons, de la langue, mais pas de mouvement de trombone, des paupières, des extrémités, myosis, puis inégalité pupillaire : la droite plus dilatée, pupilles réagissant bien à la lumière et à l'accommodation ; pas de signe de Romberg, sensibilité tactile amoindrie, réflexes du genou exagérés, tachycardie : de 90 à 110 pulsations, un peu d'exophtalmie, pas de goître, quelques signes probables de la maladie de Baseodw ; mémoire très infidèle, abaissement mental, puérilité de langage, fatuité, très recherché dans sa tenue, toujours ganté, très fier de sa personne et de l'aisance qu'il a gagnée dans son commerce, exagère un peu sa situation, mais ne va pas jusqu'à des idées de grandeur ou de richesse caractérisées; appétit exagéré, aime les mets recherchés, égoïste, peu sociable quoique très flatteur. — Pas de délire proprement dit, mais se préoccupe beaucoup de sa santé, de ses digestions, a une confiance illimitée dans le médecin, exécute très fidèlement toutes ses ordonnances et veut à tout prix guérir pour pouvoir reprendre son commerce. Il se plaint souvent de digestions pénibles, de coliques, d'insomnies; nous consulte à tout moment pour savoir s'il peut prendre tel ou tel aliment; la chaleur l'incommode comme aussi le froid et l'humidité, s'entoure de mille précautions. — Rien au cœur, rien aux poumons.

En août et septembre, pas de changement malgré l'institution du traitement spécifique à haute dose.

En octobre, le caractère devient de plus en plus irritable, la parole plus embarrassée, l'écriture de plus en plus tremblée, mots oubliés, syllabes plusieurs fois répétées, il faudrait, pour le contenter, s'occuper exclusivement de lui; les facultés s'affaiblissent, il devient obséquieux, câlin, enfantin, se tourmente pour des riens, la sensiblerie persiste avec les phénomènes paralytiques déjà décrits.

En décembre, léger ictus congestif suivi d'affaiblissement plus marqué de la mémoire; il perd ses objets de toilette, ne soigne plus autant sa personne, s'irrite plus facilement.

En janvier, il peut cependant, à l'occasion d'une visite de son fils, faire une promenade en ville et dîner à l'hôtel ; mais, quelques jours après, les forces physiques s'affaiblissent presque subitement. Un matin, à la visite, nous le trouvons le regard sans expression, la face congestionnée, l'air égaré, la démarche titubante et cérébelleuse ; il n'articule plus : ce sont des pi, pi, pi, tu, tu, tu, ta, ta, ta, incompréhensibles. On lui annonce qu'il va rentrer le soir dans sa famille et cette nouvelle, qui autrefois l'aurait rempli de joie, le laisse absolument indifférent. — Sa famille prévenue le retire le soir même.

OBSERVATION V

Paralysie générale. — Syphilis ancienne. — Idées de suicide, de persécution, de jalousie morbide. — Tendances homicides. — Quelques excès alcooliques.

André L..., trente-cinq ans, propriétaire, entré à l'asile de Montauban en octobre 1895.

Antécédents héréditaires. — Un cousin mort à l'asile.

Antécédents personnels. — Syphilis contractée dans sa jeunesse et qui a été soignée par un de nos confrères ; contamination de la femme du malade ; quelques excès alcooliques. — Depuis quelque temps, L... qui buvait tous les jours une assez grande quantité d'alcool en traitant ses marchés, rentrait chez lui très excité et à propos d'un rien cherchait querelle à sa femme. — Depuis trois ou quatre mois, ces scènes se renouvellent de plus en plus fréquentes ; il est d'une jalousie féroce, il prétend que sa femme le trompe et il veut la tuer ; il a des hallucinations de l'ouïe, tout le monde se moque de lui, il veut giffler celui-ci, tuer celui-là ; la nuit il se barricade chez lui, il couche avec une arme sous son oreiller et au moindre bruit, il se lève, menaçant sa femme, car il prétend que le bruit qu'il vient d'entendre est fait par son amant venant la rejoindre ; il a aussi manifesté des idées de suicide. Il a eu quelques attaques épileptiformes à la suite desquelles il ne se souvient de rien ; syncopes assez fréquentes ; au début il gâtait même parfois sans s'en rendre compte ; le matin, quelques filets de sang dans les crachats ; rien au cœur, rien aux poumons. C'est à la suite des menaces qu'il a proférées contre sa femme et contre ses voisins qu'on nous l'emmène.

A son entrée à l'asile, le diagnostic : paralysie générale, porté par un de nos confrères, est confirmé ; le malade présente de l'embarras de la parole, parole lente et un peu saccadée, continuels faux pas, tremblement des lèvres, surtout de la lèvre supérieure, tremblement de la langue, qui rappelle vaguement le mouvement en trombone ; faiblesse musculaire, mais beaucoup moins accusée que ne le ferait supposer son inhabileté et sa démarche chancelante, myosis et très légère inégalité pupillaire, pupille droite dilatée, la réaction à la lumière et l'accommodation sont conservées, réflexes rotuliens exagérés ; signe de Romberg absent. Le malade nous raconte qu'il a eu, et a encore des céphalées frontales violentes ; qu'un matin il s'est réveillé presque complètement aveugle, mais que peu à peu la vue lui est revenue ; bien qu'il nie la syphilis, il nous raconte qu'il a eu le corps couvert de plaques rouges (roséole) et la gorge, la langue et les lèvres parsemées de taches blanches douloureuses (plaques muqueuses).

Le malade, interrogé par nous, ne présente pas de délire à proprement parler ; comme il est furieux d'avoir été enfermé, et que son intelligence est encore très nette, il ne répond pas catégoriquement à nos questions ; il nie être jaloux de sa femme, et demande sa sortie. On sent très bien chez lui une grande défiance. Au bout de quelques jours, L... s'abandonne davantage, il cesse de nous réclamer sa sortie, et avoue qu'il est malade et qu'il fera tout pour guérir ; mais il nous demande l'autorisation d'aller passer une journée chez lui pour régler ses affaires avec son fermier, affaires qu'il ne veut confier à personne, pas même à sa femme ; il a grande confiance en son homme, dit-il, cependant il tient à être là, le jour des règlements de compte ; le fonds de sa pensée se divine aisément, il a peur qu'on ne le vole. Lorsque sa femme vient le voir au parloir, pour la première fois, il la reçoit assez froidement, il lui fait même des reproches dans lesquels on sent très nettement l'empreinte de la jalousie morbide qui le torture, et qu'il cherche à nous cacher encore. Durant les jours qui suivent, il reçoit assez bien sa femme qui vient le voir très régulièrement, jusqu'au jour où il lui fait une scène de jalousie des plus violentes, au sujet d'un autre malade qui se trouvait appelé au parloir en même temps que lui, malade que connaissait sa femme, et à qui cette dernière avait adressé quelques paroles. — Le lendemain à la visite, il nous déclare que son compagnon découche toutes les nuits, de connivence avec ses gardiens, et qu'il va chez lui rejoindre sa femme ; il l'entend se lever, descendre les escaliers, et remonter le matin à la première heure. Mais, ajouta-t-il, il le suivra, et y sera en même temps que lui, et il saura se faire justice, dût-il le tuer, lui et sa complice. — Il est dans un état d'agitation extrême, et on est obligé de le placer dans un quartier où la surveillance est beaucoup plus rigoureuse, dans la crainte qu'il ne commette un meurtre.

Au bout de quelques jours, il est redevenu très calme, ne délire plus et nous redemande à passer au quartier des tranquilles. Le traitement spécifique institué à son entrée ne donne pas de résultats ; i le supporte du reste assez mal, et il doit être interrompu à plusieurs reprises à cause de la stomatite.

Au mois de décembre, L... se plaint pendant deux ou trois jours, de contractures dans le pouce de la main droite, survenant surtout le matin au réveil et disparaissant dans la journée.

En janvier, nous constatons des plaques muqueuses à la partie postérieure de la lèvre inférieure. Depuis plus d'un mois, le malade ne délire plus, il est très calme, son intelligence est à peu près intacte ; mais la tristesse est empreinte sur son visage ; il est hébété, répond parfois d'un air niais. Mais il a conservé conscience de lui-même, n'a d'autre délire que ses idées de jalousie, s'intéresse à ses affaires, et persiste à vouloir sortir, persuadé qu'il pourra tout aussi bien se soigner chez lui ; il pleure quelquefois à la pensée qu'il est séparé des siens, et qu'on lui reprochera plus tard, dans le monde, d'avoir été enfermé dans un asile d'aliénés.

OBSERVATION VI

Paralysie générale. — Syphilis ancienne. — Conscience relative de son état. — Pas de délire. — Abaissement mental. — Rémission.

François **D**..., quarante-deux ans, cultivateur, entré à l'Asile de Montauban en novembre 1894.

Pas d'antécédents héréditaires. Syphilis contractée au régiment et avouée par le malade. Quelques excès de boisson, douleurs rhumatismales depuis six ans. Anciens tronbles oculaires mal déterminés. Marié depuis quatorze ans, a eu cinq enfants, dont trois actuellement vivants et bien portants et deux autres morts, l'un à quarante jours, malingre et chétif, l'autre à quatre mois, mal constitué, toussant toujours. Sa maladie remonterait à quinze mois. A cette époque, démarche difficile, impossibilité presque absolue de se tenir sur ses jambes, pleurs, lamentations, puis, période de rémission survenue après cinq ou six mois de maladie et ayant duré huit mois.

A son entrée, retour des premiers symptômes, démarche titubante, station debout très difficile, tremblement de la langue, des lèvres et des extrémités, gâtisme intermittent, hébétude, obtusion mentale, pleure facilement, refuse parfois de manger, s'isole, répond à peine aux questions qu'on lui pose et proteste contre son internement. L'intelligence est faible, mais il a une semi-conscience de sa situation ; pas trace d'idées de grandeur ou de richesse. Quelques jours après son entrée, il écrit à ses parents une lettre assez raisonnable ; l'intelligence paraît se réveiller un peu, l'embarras de la parole est moins marqué, quoique persistant ; il n'est plus gâteux, il accuse encore quelques idées hypocondriaques et s'intéresse encore très peu à ce qui se passe autour de lui. Rien au cœur, rien au poumon. Le traitement spécifique qui a été institué est bien supporté.

En mars, il se rend mieux compte de sa situation, comprend qu'il a été malade et accepte volontiers les soins que nous lui donnons. — En avril, l'obtusion mentale semble disparue, l'intelligence est plus nette, l'état physique très satisfaisant, l'embarras de la parole peu sensible ; il n'y a plus de tremblement, le malade comprend sa situation, croit pouvoir vivre dans sa famille et demande à sortir. Il quitte en effet l'asile quelques jours après, sous la surveillance de sa famille.

OBSERVATION VII (Recueillie dans les registres de l'Asile).

Paralysie générale. — Syphilis ancienne. — Idées de suicide,
de persécution et d'empoisonnement.

Jean D..., trente-neuf ans, dessinateur, entre à l'asile de Montauban en septembre 1893.

Pas d'antécédents héréditaires. Comme antécédents personnels,
D... a eu, vers six ou sept ans, une fièvre typhoïde qui lui laissa
quelques troubles cérébraux ; nous devons noter aussi, il y a dix ans,
un violent traumatisme sur le front. Le malade se maria à vingt-sept
ans : syphilis contractée à cette époque, niée par le malade, mais
qui ressort clairement des renseignements fournis.

Au début de son mariage, D... contracta, dit-il, un chancre, qui
apparut une vingtaine de jours après le coït, chancre suivi d'une
éruption d'herpès. Le chancre avait été précédé d'un écoulement
blennorrhagique. Le malade communiqua blennorrhagie et chancre
à sa femme. Cette dernière eut quatre enfants ; les trois premiers ne
vinrent pas à terme (fausses couches entre cinq et huit mois) ; le
quatrième enfant, né à terme, ne vécut qu'une quinzaine de jours.
Cette syphilis, D... la soigna par les médicaments annoncés à la quatrième page des journaux.

Depuis un an environ, la santé du malade s'est considérablement
altérée ; il devient de jour en jour plus irritable ; il se montre jaloux
de sa femme, de ses amis ; il devient violent, se croit en butte aux
persécutions de tout le monde ; atteint d'une hernie, c'est pour lui
une idée fixe que cette hernie « qui le condamne au repos absolu,
qui torture tout son corps, qui va bientôt le faire mourir ». Il est
décidé à en finir avec la vie. — Son appétit devient exagéré, il fait
des excès de toutes sortes : excès alcooliques, vénériens, il montre

avec sa femme une ardeur sexuelle exagérée. — Des spécialistes de
Bordeaux, qui l'examinèrent à cette époque, diagnostiquèrent la paralysie générale. Cependant il continue son métier ; mais son état s'ag-
gravant de jour en jour, il doit cesser tout travail et, en présence,
d'un délire persistant, d'hallucinations de la vue et de l'ouïe et d'idées
de suicide, sa famille se décide à l'interner à l'asile.

A son entrée, le diagnostic paralysie générale est porté. D... présente de l'embarras de la parole, de la perte partielle de la mémoire,
du tremblement non symptomatique des lèvres et de la langue, myosis
l'accommodation est conservée, mais les pupilles ne réagissent plus à
la lumière. — Le délire est toujours le même, tout le monde lui en
veut, on cherche à l'empoisonner, troubles de la sensibilité générale :
il ressent des brûlures dans tout le corps, on lui introduit des char-
bons ardents dans l'estomac. Hallucinations de l'ouïe : il entend à
côté de sa cellule sa femme et sa belle-mère. On les a internées
injustement, elles demandent à sortir. Hallucinations de la vue : il voit
ces mêmes personnes, il voit un ballet de danseuses, il voit couler du
sang. — Sous l'empire d'idées d'empoisonnement, le malade refuse.
les aliments et on est obligé d'avoir recours à la sonde œsophagienne
— Mauvais état général, il gâte, il s'affaiblit progressivement, l'agitation amène un ictus congestif et le malade meurt dans le coma,
après dix jours de séjour à l'asile, sans y avoir, plus que chez lui,
présenté la moindre idée de grandeur ou de satisfaction. — Autopsie
refusée par la famille.

OBSERVATION VIII (Recueillie dans les registres de l'Asile).

*Paralysie générale. — Syphilis. — Pas de délire. — Abrutissement
mental.*

Jean B..., quarante-six ans, gardien de la paix, entré à l'Asile de
Montauban en août 1893.

Père paralytique mort cardiaque, n'a jamais eu aucune maladie. Syphilis. Marié, a eu un premier enfant mort-né et un autre actuellement âgé de six ans, présentant des signes de dégénérescence physique (voûte ogivale, tête disproportionnée, asymétrie fasciale, rachitisme, ventre proéminent, face grimaçante, tics). B... est malade depuis deux mois; à cette époque, les personnes qui l'entourent se sont aperçues qu'il perdait la mémoire; il avait des insomnies, un amour exagéré de la solitude; au début, boulimie presque disparue aujourd'hui; frigidité dans ses rapports sexuels; un rien le faisait mettre en colère; il négligeait son service; affaiblissement musculaire.

Le malade arrive à l'Asile avec le diagnostic paralysie générale qui est confirmé à son entrée. Il présente de la perte de la mémoire, le masque fascial, du tremblement essentiel des lèvres et de la langue : tremblement très accusé, surtout à la langue qui est projetée de tous côtés, embarras de la parole, myosis, amaigrissement, ne buvait pas. Ce malade présente un délire très peu marqué, il est sombre, taciturne, il est hébété, plongé dans la demi-stupeur, sans initiative, il ne se désintéresse pas complètement de ce qui se passe autour de lui, sa vie n'est pas absolument végétative, son activité cérébrale est faible, mais pas nulle cependant; il est tranquille. Cet état de demi-torpeur dure cinq mois sans que jamais B... ne présente à l'Asile plus qu'il ne l'a fait chez lui aucune conception ambitieuse, si faible soit-elle, jusqu'au jour où, en janvier 1894, il a une hémorrhagie cérébrale et succombe après quelques heures de coma.

Les notes d'autopsie relatent les lésions classiques de la paralysie générale, méninges épaissies adhérentes à la pulpe cérébrale, cerveau ramolli, substance grise pâle, diminuée d'épaisseur.

OBSERVATION IX (Recueillie dans les registres de l'Asile)

Paralysie générale.— Syphilis.— Idées de persécution.— Violence.

Jean-Pierre B..., trente-huit ans, négociant, entré à l'Asile de Montauban en octobre 1892.

Pas d'antécédents héréditaires.— Comme antécédents personnels, le malade a eu une jeunesse très agitée et fit des excès de toute nature. Il contracta la syphilis, ce qui ne l'empêcha pas de se marier et de continuer à mener le même genre d'existence ; il contamina sa femme et sur six enfants qu'il eut d'elle, cinq vinrent au monde avant terme et moururent prématurément. Quant au cinquième, il est actuellement âgé de sept mois et se porte bien, au dire des parents.

La maladie a débuté il y a quatre ans environ ; vers cette époque, la famille de B. commença à avoir des inquiétudes sur son état mental. Il devenait sombre, taciturne, entrait pour la moindre contrariété dans la plus violente des colères ; sortait alors de chez lui, où il ne rentrait que quelques heures après comme si rien ne s'était passé. Souvent, il demeurait des heures entières assis, immobile, la tête dans ses mains, paraissant réfléchir. Pendant les deux ans qui suivirent, le caractère de B. se modifia de plus en plus ; ses absences se prolongeaient, et sa famille se décida à l'interner à l'asile de Leymes. Il y passa trois mois, et en sortit très amélioré, mais pas guéri cependant. Cette rémission dura trois ou quatre mois, mais peu à peu B. redevint taciturne ; il ne dormait plus, prononçait des mots sans suite ; bientôt sa famille constata de l'embarras de la parole, sa marche devint incertaine, puis apparurent successivement : le tremblement des mains (actuellement le malade ne peut plus écrire), l'impuissance, un appétit exagéré, la perte de la mémoire, des idées de persécution et des tendances à la violence. — Le malade menaçait de mettre le feu à sa maison, et, prise de terreur, sa famille se décida à l'enfermer de nouveau.

A son entrée à l'asile, nous constatons les symptômes de la paralysie générale : embarras de la parole, tremblement de la langue et des mains, démarche incertaine, hébétude, cachet de démence, réponses niaises et puériles. L'affection fait des progrès sensibles, la déglutition devient de plus en plus difficile, on est obligé de le nourrir avec des aliments hachés ; il gâte, ne tient plus debout, son langage devient incompréhensible, il s'alite, des eschares se forment au sacrum, et la mort survient dans le marasme en avril 1893. — Autopsie refusée par la famille.

OBSERVATION X (Recueillie dans les registres de l'asile).

Paralysie générale. — Syphilis. — Pas de délire. — Abaissement mental.

Marie M.. , quarante-cinq ans, sans profession, entrée à l'asile de Montauban en mai 1894.

Pas d'antécédents héréditaires connus. D'après les renseignements fournis par les personnes qui nous conduisent la malade, M... paraît être une dégénérée, et a dû toujours être faible d'esprit. Depuis cinq ou six mois, elle est devenue difficile à garder et dangereuse pour la morale publique. En effet, elle court partout, se déshabille, tient un langage ordurier, urine sous elle ; inconscience du temps et des lieux, ignore son âge, prétend qu'elle est mariée, qu'elle a trois enfants, alors qu'en réalité elle est célibataire.

A son entrée, elle présente le masque de la paralysie générale. Embarras de la parole, tremblement de la langue et des lèvres, n'a pas d'inégalité pupillaire. — Démence, excitation, incohérence, ne comprend pas les questions qu'on lui pose, déchire, se déshabille, gâte ; pas de délire à proprement parler. Adenites sous-maxillaires et inguinales doubles en chapelet, qui font porter le diagnostic de paralysie générale d'origne syphilitique, et instituer le traitement spécifique qui, du reste, est rapidement abandonné, car sept jours après son entrée, la malade a, dans la nuit, des crises épileptiformes. Nous la trouvons le matin dans le collapsus sans connaissance avec hémiplégie droite. Malgré l'emploi d'ergotine et de révulsifs, elle tombe dans le coma, et décède vingt-quatre heures après, sans avoir repris connaissance.

Cette malade, dont les troubles somatiques étaient très peu marqués du reste, n'a jamais présenté, à l'asile plus que chez elle, de délire de grandeur, ni même un délire quelconque. — A l'autopsie, nous retrouvons les lésions de la paralysie générale classique. Quant aux ganglions sous-maxillaires et inguinaux, ils sont très volumineux, très durs à la coupe ; ces ganglions, soumis à un examen ultérieur, ont confirmé le diagnostic de syphilis. Lésions classiques de la paralysie générale.

OBSERVATION XI (Recueillie dans les registres de l'Asile).

Paralysie générale. — Syphilis probable. — Pas de délire. —
Abaissement mental. — Rémission.

Marie M..., vingt-sept ans, journalière, entrée à l'asile de Montauban en août 1893.

Pas d'antécédents héréditaires connus, la malade nous arrive à l'asile venant des salles de l'hôpital où elle était en traitement. L'état d'agitation extrême dans lequel elle est, troublant le repos des malades, a nécessité son internement. D'après les renseignements qui nous ont été fournis, M... a mené depuis longtemps une vie des plus irrégulières et de surmenage, buvait de l'absinthe. Mariée depuis quelques années, son caractère violent et irrascible et sa mauvaise conduite ont motivé sa séparation d'avec son mari. Syphilis probable.

A son entrée à l'asile, elle présente de la perte partielle de la mémoire, de l'embarras de la parole très prononcé, du tremblement marqué des extrémités et de la langue, pas d'inégalité pupillaire, loquacité, incohérence; le diagnostic paralysie générale est porté, l'agitation tombe rapidement; hébétude, propos niais et sans suite, pas de délire proprement dit; troubles somatiques très marqués. — A cause de la probabilité de la syphilis, le traitement spécifique est institué. L'intelligence engourdie semble se réveiller et M... accuse des idées mélancoliques très nettes, se reconnaît malade et se lamente sur sa situation; chaque fois qu'on lui adresse la parole, elle fond en larmes; elle demande à sortir pour aller soigner son enfant dont elle se préoccupe beaucoup; elle est cependant tranquille et s'occupe, mais à première vue on reconnaît une paralytique. — Sous l'influence du traitement, tous les symptômes s'amendent et en novembre, sur la demande de son père, elle sort de l'asile, ayant encore les signes somatiques de la paralysie générale, de l'affaiblissement intellectuel, mais ne présentant pas de délire proprement dit. A aucun moment de son séjour à l'asile, nous n'avons pu noter la moindre idée de grandeur.

Nous avons rencontré cette malade plusieurs fois depuis sa sortie, son intelligence est très diminuée, mais elle a repris sa vie désordonnée; les symptômes paralytiques sont très atténués et son état général est des plus satisfaisants.

OBSERVATION XII

Paralysie générale. — Syphilis. — Hypochondrie. — Affaiblissement intellectuel.

Marie B..., journalière, entrée à l'asile de Montauban en avril 1893. Cette malade est transférée de l'asile de Villejuif où elle était en traitement depuis quatre mois. D'après les renseignements qui nous sont fournis, la malade serait atteinte de paralysie générale ; au moment de son internement, la malade présentait de la dépression mélancolique, de l'hébétude, de l'inertie, n'avait nulle conscience de sa situation, tenait des propos incohérents. Pendant son séjour à Villejuif, elle a présenté des idées hypochondriaques et incohérentes, de l'embarras de la parole, de l'inégalité pupillaire, de l'affaiblissement intellectuel avec turbulence. Le certificat au moment du transfert signale la syphilis et constate une amélioration dans l'état de la malade sous l'influence du traitement spécifique.

A son arrivée à l'asile de Montauban, le diagnostic paralysie générale est maintenu ; la malade présente de l'embarras de la parole qui est lente et hésitante, du tremblement de la langue et des mains, une légère inégalité pupillaire. B... répond cependant assez bien à nos questions, nous raconte qu'elle a été à Lariboisière après s'être cassée la jambe, que de là, elle a été envoyée à Nanterre, et de là à Villejuif ; qu'elle n'a jamais eu qu'une grande anémie dans les premiers temps de son séjour à l'asile, mais qu'elle a pris le dessus grâce au sirop de fer qu'elle a pris pendant longtemps. Elle n'est pas mariée, mais a deux enfants vivants tous les deux ; elle nous raconte qu'elle n'a jamais voulu épouser son amant parce qu'il buvait et qu'il la battait ; il l'a mise à la porte. Elle a parfois des préoccupations relatives à sa santé ; son sang s'est tourné en eau. — Depuis son entrée, l'affaiblissement intellectuel s'accuse de plus en plus, mais la malade n'a pas le cachet de la démence ; elle s'occupe à carder de la laine, elle est tranquille, s'isole, parle très peu, nous demande quelquefois à sortir pour aller soigner ses enfants et reprendre son commerce de marchande des quatre saisons.

OBSERVATION XIII

*Paralysie générale. — Syphilis. — Conscience relative de son état.
— Délire mélancolique. — Amaurose.*

Eugénie F..., trente-sept ans, jardinière, entrée à l'asile de Montauban en décembre 1895.

D'après les renseignements qui nous sont fournis, l'affection pour laquelle F... entre à l'asile aurait débuté il y a environ dix mois. La malade est devenue peu à peu sombre et taciturne, cherche à s'isoler, pleure pour les motifs les plus futiles, se dit gravement malade, va sans cesse consulter son médecin ; elle a perdu la mémoire. — Le mari de la malade a contracté la syphilis il y a quelques années, et il l'a communiquée à sa femme ; cette dernière a eu, à la suite de l'infection, des accidents secondaires : roséole et plaques muqueuses, accidents pour lesquels elle a été traitée par un de nos confrères.

Elle arrive à l'asile avec le diagnostic : paralysie générale, qui est confirmé. A son entrée, elle est dans un état d'agitation extrême ; elle présente de l'embarras de la parole peu marqué, du tremblement symptòmatique de la langue, des lèvres et des extrémités, de l'inégalité pupillaire, de la sensiblerie, quelques idées mélancoliques, de l'amaurose récente, probablement d'origine syphilitique.

L'affection a une marche rapide ; malgré le traitement spécifique institué à l'entrée, la dénutrition fait de rapides progrès ; la malade ne mange plus, nous sommes obligés de l'alimenter à la sonde ; rétention d'urine, crises épileptiformes fréquentes. Mais il est à remarquer que la malade conserve une conscience assez nette de sa situation ; elle comprend les questions qu'on lui pose, se rend compte de son

état qui la désespère, pleure et se lamente. Elle obéit scrupuleuse-
ment aux soins que nous lui donnons, tant est grand son désir de
guérir. Mais rien n'arrête la marche de la maladie qui, tous les
jours, fait des progrès plus rapides. Et la malade meurt dans le
coma vingt-cinq jours après son entrée, sans avoir jamais, ni à l'asile
ni chez elle, présenté la moindre trace de délire mégalomaniaque. —
Autopsie refusée par la famille.

OBSERVATION XIV

*Paralysie générale. — Syphilis probable. — Avortements. —
Monoplégie. — Sensiblerie. — Pas de délire. — Abaissement
mental.*

Marie-Louise G..., trente-sept ans, sans profession, entrée à l'Asile
de Montauban en avril 1895.

Cette malade est transférée de l'Asile de Vaucluse, où elle était en
traitement depuis treize mois.

D'après les renseignements qui nous sont fournis, G... est entrée
à Vaucluse après avoir présenté différents troubles intellectuels, un
état comateux, avec perte de conscience consécutive, des attaques
épileptiformes ; elle était incapable de se diriger au dehors.

A son entrée, et pendant son séjour, la malade aurait présenté de
l'affaiblissement des facultés intellectuelles, avec perte de la mémoire
et légère aphasie, de la faiblesse musculaire générale, de l'embarras
de la parole, de l'inégalité pupillaire, de la sensiblerie. Le certificat
de transfert porte que la malade est atteinte de paralysie générale
progressive.

A son arrivée à l'asile de Montauban, le diagnostic est confirmé. G...
présente à l'examen une très légère inégalité pupillaire, du tremblement fibrillaire de la langue et des extrémités, de l'embarras de la parole,
une paralysie du bras droit. — Rien au cœur, rien au poumon. Ques-
tionnée par nous, la malade nous raconte qu'il y a treize mois elle
s'est couchée un soir bien portante et qu'elle s'est réveillée paralysée.
Elle ne sait pas ce qui s'est passé, mais, d'après ce que lui ont dit
les personnes qui l'entouraient, elle serait restée quarante-huit heures sans donner signe de vie. Après cette première atteinte, elle a
voulu reprendre son travail ; mais des malaises fréquents l'ont bientôt obligée de s'arrêter ; elle dut même entrer à Sainte-Anne, car
elle était sans ressources ; bien portante, elle gagnait assez pour
vivre et même pour mettre un peu d'argent de côté ; mais la maladie
de son mari, mort d'un chaud et froid, après dix ou douze mois de
maladie, avait épuise leurs économies. Elle est restée mariée huit
ans, pendant lesquels elle a eu six grossesses : les quatre premières
se sont terminées par des fausses couches entre cinq et sept mois ;
les deux derniers enfants sont venus à terme, mais sont morts à dix
et douze mois.

Depuis son arrivée à l'Asile, pas plus que pendant son séjour à
Vaucluse, la malade ne présente de délire proprement dit ; elle es
d'une sensiblerie extrême, il suffit de la regarder pour la faire fondre
en larmes ; elle ne parle presque pas, mais cherche à s'occuper, à se
rendre utile, l'intelligence est affaiblie, mais la malade est bien loin
de la démence. — Pas la moindre idée de grandeur, ni de richesse ;
se dit abandonnée de tout le monde et se plaint de son malheureux
sort. En décembre, elle se plaint à nous, en pleurant, de ce qu'elle
urine au lit sans pouvoir se retenir et nous supplie de la guérir. —
Elle réclame des nouvelles de sa famille et se désole de n'en point
recevoir. Ne manifeste toujours aucune idée délirante.

OBSERVATION XV

*Paralysie générale. — Syphilis. — Délire des grandeurs et de
richesse. — Démence très accusée.*

Marie S..., trente-huit ans, repasseuse, entrée à l'Asile de Mon-
tanban en septembre 1895.

Père mort de congestion cérébrale à quarante-cinq ans, nombreux
frères et sœurs vivants et bien portants. — Rien à noter dans les
antécédents personnels de la malade jusqu'au début de l'affection
actuelle. Son mari nous avoue cependant avoir contracté la syphilis il
y a une dizaine d'années et l'avoir communiquée à sa femme qui
aurait présenté des accidents secondaires. La malade a eu quatre
enfants, le premier actuellement âgé de seize ans, né avant l'infection
syphilitique, est vivant et bien portant. Ses deux autres grossesses se
sont terminées par des fausses couches : la première de deux jumeaux,
presque à terme et mort-nés ; la deuxième à six mois. S..., qui est
repasseuse, travaillait beaucoup et se surmenait énormément depuis
quelques années.

L'affection actuelle a débuté il y a dix-huit mois environ, par une
perte presque complète de la vue, surtout de l'œil gauche ; la vue a
été recouvrée au bout de trois mois de traitement. Mais alors la malade se plaignit d'élancements, avec douleurs vives et fugaces dans
les jambes; ces douleurs ont disparu depuis plus de six mois, et,
depuis cette époque, nous dit le mari, sa femme commence à perdre
la tête. — Au début, elle portait tous ses bijoux chez le bijoutier,
pour les changer contre de plus beaux, ne trouvant pas ceux qu'elle
possédait dignes d'elle ; elle achetait les plus belles robes, se faisait
faire des chapeaux splendides qu'elle portait à peine une fois. Elle

prétend qu'elle est plusieurs fois millionnaire, que deux villages dont elle cite les noms lui appartiennent, qu'elle ne veut plus travailler, ni voir travailler son mari ; ils sont assez riches pour ne rien faire. Elle se fait, dit-elle, construire un château qu'elle veut meubler et organiser d'une façon splendide, en rapport avec sa position de fortune. Quand on lui demande d'où elle sort cette fortune, elle nous dit que c'est en dansant qu'elle l'a gagnée : ce qui ne l'empêche pas, quant on lui demande sa profession, de répondre : « Je suis repasseuse ». Pour son fils, rien n'est trop beau ; il apprend à jouer de la flûte et elle veut lui en acheter une en or. Quelques jours avant son entrée, contrariée par sa mère, elle a menacé cette dernière de mort, et même cherché un couteau pour mettre sa menace à exécution. Elle en veut aussi à sa belle-mère qui, prétend-elle, lui vole tout son argent et qui va la ruiner par ses largesses et par son désordre ; mais, heureusement, la Vierge qui la protège, vient lui rapporter ou lui fait retrouver tout ce qu'on lui prend. — Elle est très gaie, un rien la fait rire aux éclats. — La veille de son entrée, elle a rendu son dîner, et comme elle avait pris ce repas chez sa mère à laquelle elle en veut, elle a prétendu avoir été victime d'une tentative d'empoisonnement ; elle a des hallucinations de l'ouïe, elle entend la Vierge.

A son entrée à l'asile, le diagnostic paralysie générale est porté : la malade présente de l'embarras symptômatique de la parole, parole lente, précipitée ; continuels faux pas, syllabes scandées et répétées ; du tremblement de la langue, mouvement en trombone ; du tremblement des lèvres et des extrémités ; de l'inégalité pupillaire, pupille droite très dilatée, l'accommodation est abolie, la réaction à la lumière est très faible, les reflexes rotuliens exagérés ; affaiblissement musculaire réel. Rien au cœur, rien au poumon.

La malade nous raconte qu'elle est très riche, très riche ; que sa place n'est point ici, qu'elle ne veut pas rester avec nous, qu'il faut qu'elle aille surveiller l'installation de son château. Les jours suivants, elle passe ses journées à pleurer, parce qu'on ne veut pas la laisser partir pour aller retrouver son mari qui est là, qui l'attend ; on le lui a dit, elle l'a entendu parler.

La malade s'affaiblit de jour en jour ; cependant, son délire garde toujours la même forme et la même intensité. — Au commencement de décembre, elle est si faible qu'elle ne se tient plus debout; on est obligé de la coucher à l'infirmerie ; elle mange très peu ; du reste, depuis son entrée, elle a toujours peu mangé. Pendant quelques jours, elle n'urine plus et nous sommes obligés de la sonder. — Chaque jour son état s'aggrave; elle gâte, ne parle plus, ne se rend plus compte de ce qui se passe autour d'elle ; elle ne peut rien garder après chaque repas, elle est prise de vomissements. Cependant, au bout de sept ou huit jours, les vomissements cessent, et la malade peut être rendue, le 26 janvier, à son mari, qui désire lui donner les derniers soins.

Nous reprendrons ces observations, et résumant chacune d'elles en quelques lignes, nous noterons les particularités qui nous intéressent.

Les trois premières sont presque absolument identiques; le diagnostic de paralysie générale ne saurait faire aucun doute, et l'étiologie syphilitique est confirmée par nos confrères de la ville; on peut même dire qu'elles portent avec elles une empreinte spéciale : Pas de trace d'idées de grandeur ou de richesse, conscience de l'état maladif conservé jusqu'au dernier moment, idées mélancoliques ou de persécution et d'empoisonnement, marche rapide de la maladie. Il semble presque qu'elles sont copiées les unes sur les autres, tant il y a de ressemblance dans le tableau symptomatologique.

Le malade de l'observation IV offre un mélange complexe de symptômes paralytiques et basedowiens dont nous n'es-

sayerons pas dé démêler la pénétration réciproque pour
ne pas sortir de notre sujet ; qu'il nous suffise de savoir que
chez lui la syphilis ne fait aucun doute, et que les signes
somatiques de la paralysie générale s'accompagnent de
préoccupations hypochondriaques sans délire proprement
dit ; bien plus, le malade, comme tous ses congénères, a
conscience de l'altération de sa santé, et il s'abandonne
aux médecins dont il exécute fidèlement les prescriptions
dans son désir de guérir pour aller reprendre ses affaires.
S'il survient une période d'excitation, loin de se traduire
par du délire des grandeurs, elle ressemble plutôt à une
crise de colère exagérée, et c'est ainsi qu'il usera d'une
arme dangereuse contre son fils, qu'il insultera ses gardiens dans son impatience de retrouver un objet de toilette
égaré, mais sans intervention de ces airs d'autorité ou de
justicier que se donne le véritable paralytique ; la couleur
du délire est toute différente ; autant celui-ci est absurde-
ment généreux et orgueilleux, autant notre malade est
humainement égoïste et déprimé.

Il en est de même dans l'observation V ; ici encore, la
syphilis conjugale ne laisserait aucun doute sur les antécédents, si bien d'autres symptômes ne venaient en révéler
la présence. Et, dès lors, que voyons-nous dans les manifestations intellectuelles de la paralysie générale ? Pas la moindre trace de délire orgueilleux ou de richesse ; mais au
contraire des idées de jalousie morbide poussées à la dernière limite, entretenues par des hallucinations de l'ouïe,
et comme précédemment ayant porté le malade à des menaces graves envers sa femme ; en même temps, conscience
de l'état maladif, désespérance allant jusqu'au suicide,
désir ardent de guérir, soumission absolue au traitement

spécifique, conservation du pouvoir de diriger à distance ses intérêts. Comment méconnaître la distance qui nous sépare du vrai paralytique, et comment, en présence de pareils malades, ne pas se demander si la syphilis n'imprime pas une couleur spéciale aux manifestations célébrales, couleur bien différente de celles que nous retrouvons chez nos paralytiques?

Chez le malade de l'observation VI, également syphilitique, nous constatons aussi, avec l'absence des idées de grandeur, une conservation assez complète de la personnalité. Il y a chez lui un fonds d'hébétude, d'obtusion mentale, de dépression intellectuelle; mais en quelques mois les facultés se réveillent sous l'influence du traitement spécifique, et l'amélioration devient suffisante pour permettre au malade de rentrer dans sa famille.

D..., le malade de l'observation VII, est comme les précédents manifestement syphilitique; l'irritabilité de caractère, les idées de jalousie, de suicide, le font ressembler au malade de l'observation V; il semble même que nous assistions à l'évolution d'un délire systématisé chronique avec des symptômes de paralysie générale brusquement interrompus par un ictus congestif en corrélation avec la diathèse originelle.

L'observation VIII est un exemple de paralysie générale à forme torpide; dès les premières atteintes de la maladie, l'hébétude, l'abrutissement mental ont occupé la scène morbide pour ne plus la quitter; le délire n'est pour ainsi dire pas apparu, et quant aux conceptions mégalomaniaques, elles ne se sont pas montrées un seul instant.

Un nouvel exemple de syphilis conjugale nous est offert dans l'observation IX. Une rémission de quelques mois imprime un caractère de spécificité à l'affection; le malade présente des idées de persécution, des accès de violence, mais jamais d'idées de grandeur ou de richesse, et il meurt dans le marasme avec eschares au sacrum.

Les deux malades des observations X et XI se ressemblent en plus d'un point; la syphilis, marquée chez l'une par des adénites gommeuses, s'est révélé chez l'autre par l'heureuse influence du traitement spécifique; en aucun moment, le délire mégalomaniaque n'est apparu. Chez la première, la démence est survenue rapidement et l'affection a duré quelques mois à peine, tandis que chez la seconde les lésions ont paru retrocéder dès l'administration du traitement par le mercure et l'iodure à haute dose, et le délire mélancolique a donné son empreinte à la maladie.

L'observation XII a trait à une malade syphilitique et heureusement améliorée par le traitement; observée à Paris par d'éminents spécialistes, elle est manifestement mélancolique hypochondriaque, et, loin d'être démente, a quelque conscience de la gravité de l'affection dont elle est atteinte; ses facultés sont amoindries, mais à aucun moment elle n'a présenté d'idées de grandeur, et cependant son entrée à l'asile de Villejuif date déjà de trois ans.

Quant à Eugénie F., la malade de l'observation XIII, la syphilis amène de l'amaurose en même temps que se déclarent les troubles intellectuels et les autres symptômes de paralysie générale; et nous rencontrons chez elle le délire mélancolique et les lamentations habituelles sur sa pénible situation.

Dans l'observation XIV, les avortements successifs, la monoplégie, ne nous laissent guère de doute sur les antécédents syphilitiques, bien que les renseignements que nous

avons pu recueillir soient muets à ce sujet. Aussi ne voyons-
nous pas évoluer chez cette malade le délire de grandeur,
alors qu'au contraire nous relevons des idées mélancoliques et une conscience assez parfaite de l'état maladif. La
sensiblerie nous parait même indiquer un foyer de ramol-
lissement, si bien que chez Marie-Louise G.... la paralysie
générale est peut-être dominée par une lésion circonscrite
initiale, ce qui nous confirmerait encore davantage dans
l'idée de syphilis.

Enfin, nous avons cité la malade de l'observation XV,
pour n'être pas accusé de partialité, bien qu'elle vienne à
l'encontre de notre thèse; c'est du reste la seule, parmi les
paralysies générales syphilitiques que nous avons obser-
vées, dans laquelle nous ayons rencontré des idées de
grandeur. Mais chez cette malade le tableau symptômatique est loin de ressembler à ce que nous avons noté dans
les observations précédentes; il s'agit ici d'une paralysie
générale qui semble avoir évolué en dehors de la syphilis:
les troubles somatiques sont des plus marqués, la démence
des plus complètes; nous n'y retrouvons pas ce sentiment
de malaise signalé chez les malades précédents; les idées
de grandeur avec leur absurdité ressemblent à s'y méprendre à celles que présente le paralytique de Bayle, et la
malade ne vit plus que d'une vie purement végétative.

CHAPITRE IV

Est-il possible, à l'aide des observations que nous venons de présenter, de répondre, du moins en partie, au désidératum exprimé par M. le professeur Fournier, à savoir : « La paralysie générale vraie qui se produit comme conséquence de la syphilis, se différencie-t-elle par quelque caractère clinique...... de la paralysie générale d'origine non syphilitique ? »

Nous l'avons déjà dit, nous n'avons point la prétention de résoudre ce difficile problème ; nous voulons seulement faire ressortir qu'il résulte de nos recherches que sur un nombre de quinze malades, comprenant tous les paralytiques généraux de l'asile chez lesquels nous avons noté d'une façon certaine la syphilis, nous avons pu signaler quatorze fois soit le délire mélancolique, soit l'absence de délire avec conservation partielle de la personnalité, et une seule fois le délire mégalomaniaque.

Les cent une observations citées à notre deuxième chapitre ne nous donnent peut-être pas une statistique aussi probante, puisque nous y trouvons vingt-six fois du délire mélancolique, quarante-sept fois l'absence de délire ou de l'affaiblissement intellectuel, et vingt-huit fois le délire des grandeurs. Mais lorsqu'on sait combien ce dernier est fréquent dans la paralysie générale vraie, il est permis d'être surpris de sa rareté relative lorsque la paralysie générale est liée à la syphilis.

Et, du reste, comment n'être pas frappé par les différences d'attitude de ces deux catégories de malades. Au paralytique non syphilitique avec ses troubles somatiques très accusés, ses idées de grandeur absurdes et incohérentes, ou sa démence enfantine, comment ne pas opposer le paralytique syphilitique qui, lui, a conservé quelque conscience de son état, qui en éprouve de la tristesse, qui nous supplie de le guérir, qui, séparé de sa famille, s'intéresse encore à ce qui se passe chez lui, et dont les forces musculaires sont en partie conservées? Quel contraste entre l'embarras de la parole du premier et la facilité relative avec laquelle s'exprime le second?

Sans doute il est difficile d'expliquer cette direction opposée imprimée aux conceptions délirantes de l'un et de l'autre malade; mais ne pourrait-on pas en trouver la raison dans l'intégrité relative de la conscience chez le syphilitique; ce dernier n'est point un dément; il n'arrive pas à cet état de déchéance intellectuelle habituelle aux autres paralytiques. Il ne s'agirait en effet chez les paralytiques siphilitiques que de lésions limitées à la névroglie, n'entachant pas la cellule nerveuse, alors que cette dernière est profondément atteinte dans la paralysie générale; ce qui est de la sclérose chez l'un se traduit par de la stéatose chez l'autre; et si le délire ambitieux est, comme on l'a dit, plus rare chez la femme paralytique, n'est-ce pas précisément parce que chez elle la paralysie générale est beaucoup plus souvent causée par la syphilis.

Du reste, il faut bien le reconnaître, les paralytiques généraux syphilitiques viennent rarement échouer à l'asile, et c'est bien plus souvent dans la clientèle privée que nous les rencontrons; ce ne sont pas des délirants à proprement parler; la famille se méprend sur l'altération portée aux facultés mentales; ils sont tristes, déprimés, mélancoliques, mais l'absence habituelle des idées de grandeur exclut toute présomption de folie, et on les soigne à domicile tant qu'un accès de violence ou une tentative de suicide n'oblige pas à s'en séparer. Ne voyons-nous pas, en effet, la plupart des observations de pseudo-paralysie générale syphilitique de MM. Morel-Lavallée et Bellières avoir été recueillies dans les hôpitaux?

Et s'il était besoin d'une preuve nouvelle pour affirmer la nature prédominante du délire mélancolique dans la paralysie générale syphilitique, ne pourrait-on pas invoquer le témoignage apporté par les observations de paralysie générale chez les enfants, qui comportent toutes un fonds délirant mélancolique, et nous savons que la syphilis héréditaire est surtout en cause dans l'étiologie de l'affection.

Peut-être même y a-t-il quelque analogie entre la paralysie générale saturnine et la paralysie générale syphilitique, dans lesquelles prédominent à la fois les idées mélancoliques et l'absence de délire, ainsi que les rémissions fréquentes et même les guérisons.

C'est pourquoi nous inclinerions à penser que la syphilis n'est peut-être pas aussi fréquente qu'on l'a dit dans l'étiologie de la paralysie générale; s'il en était ainsi, bien

mieux que le délire des grandeurs, le délire mélancolique
fût devenu le signe véritablement pathognomonique de la
paralysie générale. Comment concevoir, du reste, si der_
rière la paralysie générale se cache, 85 fois sur 100, la
syphilis, que nous y rencontrions si rarement des altéra-
tions des nerfs optiques ou de la musculature de l'œil,
accidents si fréquents chez les syphilitiques cérébraux.

L'unité de la paralysie générale nous paraît, dans ces
conditions, assez problématique, et peut-être faut-il dire
avec M. Falret qu'il n'y a pas une paralysie générale, mais
bien des paralysies générales.

CONCLUSIONS

I. Le délire mégalomaniaque est rare dans la paralysie générale évoluant chez les sujets entachés de syphilis.

II. Idées mélancoliques ou absence de délire, simple diminution de l'intelligence, conservation relative de la conscience, tels sont les symptômes que nous avons trouvés prédominants dans les troubles cérébraux des paralytiques généraux syphilitiques soumis à notre observation.

III. Les statistiques que nous avons citées, moins probantes à ce point de vue que la nôtre, restreinte il est vrai, paraissent cependant venir à l'appui de l'idée que nous nous sommes proposé de défendre.

BIBLIOGRAPHIE

L.-V. MARCÉ. — *Traité pratique des maladies mentales*, 1862.

F. RÉGIS. — *Manuel pratique de médecine mentale*, 1882.

BAILLARGER. — *Recherches sur les maladies mentales*.

MAIRET. — *Aliénation mentale syphilitique*, 1893.

MOREL-LAVALLÉE et BELLIÈRES. — *Syphilis et paralysie générale*, 1889.

FOURNIER. — *Syphilis du cerveau*, 1879.

FOURNIER. — *Les affections parasyphilitiques*, 1894.

MAGNAN. — *Recherches sur les centres nerveux*. Paris, 1893.

JULIUS MICKLE. — *La paralysie générale des aliénés*. Londres, 1886.

MESNET. — *Rapports sur les mémoires présentés à l'Académie, in Bull. de l'Acad. de médecine*, 1888.

Foville fils. — Art. *Paralysie générale in dict. de Jaccoud,* t. XXVI.

Homolle. — Art. *Syphilis. in dict. de Jaccoud,* t. XXXIV.

Vernet. — *La syphilis est-elle une cause de paralysie générale.* Nancy, 1887.

G. Ballet et P. Bloq. — Article *Paralysie générale in Traité de Médecine,* Charcot et Bouchard.

Lamy. — Art. *Syphilis. In Traité de médecine,* Charcot et Bouchard.

Compte-rendu des Sociétés savantes. *In annales médicopsychologiques.*

Compte-rendu des Sociétés savantes. *In Archives de Neurologie.*

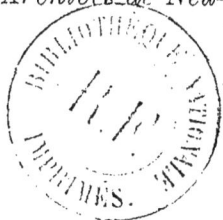

TABLE

———

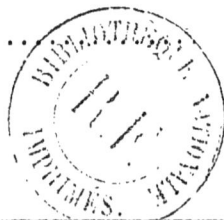

Toulouse. — Impr. Saint-Cyprien, allées de Garonne, 27.

www.ingramcontent.com/pod-product-compliance
Lightning Source LLC
Chambersburg PA
CBHW070820210326
41520CB00011B/2040